Reflujo

Finalmente libre: Detén la Acidez y ácido excesivo en menos de una semana con estos métodos naturales junto con una dieta sabrosa.

(Acid Reflux en Español/ Acid Reflux Spanish Book Version)

Tabla de Contenidos

Introducción

Felicidades por descargar este libro y gracias por hacerlo.

Los siguientes capítulos discutirán el reflujo ácido, también conocido como acidez o ERGE, síntomas comunes, tratamientos comunes y soluciones naturales para tratar de aliviar los síntomas sin medicamentos.

La mayoría de nuestra población ha sufrido de síntomas ocasionales de reflujo ácido en este año que pasó. Esas son estadísticas muy fuertes. Si tú o un ser querido sufre de acidez o incluso síntomas persistentes, esto es para ustedes.

Aliviar los síntomas de reflujo ácido pareciera ser fácil. Muchas personas piensan que el reflujo es simplemente causado por mucho ácido que se produce en el estómago. Desafortunadamente, eso es solo una parte pequeña del problema, y tratar de solventar el problema usando esa lógica conlleva a mayores problemas. En las siguientes páginas, encontrarás un lista de causas del reflujo ácido y ERGE, yendo desde el simple "demasiado ácido estomacal" hasta problemas más complejos de proliferación bacteriana.

Una reseña de remedios caseros, cambios en la dieta y estilo de vida, y opciones de medicamentos prescritos serán discutidas, al igual que sus beneficios y efectos secundarios. Encontrarás un número de protocolos de dieta incluyendo un ejemplo de plan de 3 días para vivir con síntomas de reflujo ácido.

Esta guía está destinada a informar, y no debe ser usada como reemplazo de indicaciones médicas. Mientras que hay ciertamente un número de remedios a probar, es importante consultar a tu doctor antes de comenzar cualquier régimen nuevo. Tu doctor revisará tu historial médico y discutirá lo positivo y lo negativo del tratamiento que planeas probar, y determinará si el régimen es seguro para ti. Es importante reportar algún efecto secundario o síntomas adversos asociados con cualquier tratamiento, para que puedan ser abordados antes que surjan complicaciones serias.

Existen muchos libros sobre este tema en el Mercado, ¡gracias por elegir este! Cada esfuerzo fue hecho para asegurar que esté lleno de la mayor cantidad de información útil como sea posible, por favor ¡disfrútalo!

Capítulo 1: ¿Qué es la acidez?

El reflujo ácido, o la enfermedad de reflujo gastroesofágico (ERGE) es simplemente la presencia de ácido estomacal en el esófago. El ácido, con un pH promedio de 2 es lo suficientemente fuerte para irritar y dañar el revestimiento del esófago, causando una sensación de "ardor", comúnmente llamada "acidez". Esta condición tiene varios síntomas incluyendo:

Ardor y dolor en el pecho

Dolor de garganta

Eructos, sabor a ácido en la garganta

Regurgitación de la comida y mezcla ácida en la garganta

¿Cómo se diagnostica la ERGE?

La acidez ocasional le ocurre a casi todos, pero algunos la sufren semanal o incluso a diario. Mientras esta consistencia se desarrolla, la ERFE puede ser diagnosticada. En muchos casos, la ERGE es diagnosticada solo por los síntomas, pero hay otras pruebas disponibles para confirmar un diagnóstico. Un "esofagograma" es un tipo de rayos X hecho a la parte alta de la región torácica. El paciente bebe un líquido que cubre el revestimiento del esófago y estómago. Esto permite que el área sea vista en rayos X, ayudando al doctor a determinar si algún daño ha sido hecho por la continua exposición al ácido estomacal. Esofagograma es quizás la manera más fácil de diagnosticar ERGE en un paciente, ya que es una prueba no invasiva.

El doctor también puede elegir hacer una endoscopia complete, un procedimiento en el cual un tubo pequeño con cámara en un extremo es insertado en la garganta, grabando todo el camino. Esto permite al doctor determinar cualquier daño que haya ocurrido en el video, un paso por encima a ver el área con rayos X. El doctor buscará signos de huecos en el revestimiento epitelial del esófago. Este método es superior debido a una menos cicatrización y se mostrará más claro que un esofagograma, haciendo posible un diagnóstico del problema más temprano. Usualmente el paciente es sedado durante el procedimiento, ya que es bastante invasivo y desagradable para el paciente.

Durante la endoscopia, el doctor puede elegir usar un dispositivo de monitoreo para medir los niveles de pH en tu esófago y estómago. Un dispositivo pequeño puede ser "adjuntado" al revestimiento del esófago, tomando datos por un par de días antes de caerse. Estos dispositivos están diseñados a pasar por el sistema digestivo sin causar algún daño al paciente. La información recolectada durante este periodo puede ayudar al doctor a determinar los momentos específicos donde el reflujo es peor. Puede entonces ser comparado con registros de comidas para determinar alimentos detonantes, tanto el tipo de comida y la cantidad consumida. Una vez que se hace el diagnóstico, un plan de tratamiento puede establecerse para aliviar los síntomas y disminuir el estrés y el daño en el esófago.

¿Qué sucede si el reflujo ácido persiste sin tratamiento?
Si no se trata, la exposición persistente del esófago al ácido puede provocar daños permanentes y cicatrización del esófago , llamado esófago de Barrett o síndrome de Barrett . A medida que el revestimiento esofágico se expone a más y más ácido, las células cambian para parecerse a un revestimiento intestinal más fuerte y más resistente que es capaz de manejar el ácido. Un esófago normal se compone de células escamosas, que significa planas y delgadas, y hay una transición a células epiteliales columnares, lo que significa alto y delgado, en el estómago, los intestinos y el

sistema digestivo inferior. La endoscopia puede detectar este cambio en las células, lo que indica daño a largo plazo causado por el reflujo ácido.

El esófago de Barrett no presenta ningún síntoma específico fuera del reflujo ácido, pero es una clara señal de que la ERGE se ha mantenido constante durante un largo período de tiempo. Según WebMD, tener un diagnóstico de Barrett aumenta el riesgo de desarrollar cáncer de esófago, pero aún es raro, y solo ocurre en aproximadamente el 1% de los pacientes de Barrett. Una vez que se ha producido el síndrome de Barrett, es muy poco probable que pueda revertirse. Descubrir la causa del reflujo ácido que lo provocó puede ayudar a aliviar los síntomas del paciente, pero es más probable que la cicatrización sea permanente.

La exposición prolongada al ácido del estómago también comienza a formar un carcinoma de células escamosas, una célula cancerosa que puede convertirse en masas y propagarse a otras partes del cuerpo. Una persona que es diagnosticada con esófago de

Barrett será monitoreada de cerca a través de una endoscopia para determinar si esta condición se está desarrollando.

Nuevos tratamientos están disponibles para eliminar el tejido de Barrett para prevenir la formación de cáncer. La ablación por calor o congelación puede eliminar secciones cuestionables de tejido antes de que el cambio se vuelva canceroso. En los casos donde la formación de cáncer es inminente, el médico puede recomendar la extirpación completa de partes del esófago que causan la mayoría de los problemas, llamada esofagectomía. Por lo general, un tratamiento como este solo se realiza en pacientes jóvenes que tendrán más posibilidades de desarrollar células cancerosas en el esófago a lo largo de su vida que una persona en las etapas finales de la vida.

Dado que ninguno de estos tratamientos parece tan placentero, es importante consultar a un médico tan pronto como los síntomas comiencen a desarrollar un patrón o se observen de manera consistente. La detección temprana y la prevención es el mejor método para evitar el daño esofágico que conduce a problemas más graves, como el síndrome de

Barrett o el cáncer. Tu médico solo sabrá que tienes un problema con el ácido del estómago si se lo dices, así que no dudes en hacerlo. Puede haber una solución simple a su problema que eliminará los síntomas y evitará daños en el futuro.

¿Por qué es importante el ácido estomacal?

La acidez estomacal es una de las primeras sustancias, después de la saliva, para tratar los alimentos que ingresan al sistema digestivo. La función principal es eliminar los patógenos potenciales antes de que se les permita ingresar al torrente sanguíneo, lo que puede causar enfermedades en todo el cuerpo. Estos jugos gástricos consisten en ácido clorhídrico natural producido por células parietales en el revestimiento del estómago. Este ácido tiene un pH de aproximadamente 2, similar en fuerza al ácido de la batería. El revestimiento del estómago, donde se origina el ácido, está hecho de células epiteliales columnares, que están diseñadas para ser capaces de manejar la alta acidez del jugo gástrico, causando poco o ningún daño. Se produce un problema cuando se exponen las células con menos resistencia a este ácido, como las células escamosas más delicadas del esófago.

¿Por qué el jugo gástrico necesita ser tan ácido?

El tracto gastrointestinal actúa como la primera línea de defensa del sistema inmunitario contra los invasores extranjeros. Todos los seres vivos están obligados a absorber los nutrientes de su entorno para poder sobrevivir. El problema es que otras sustancias, como productos químicos tóxicos o bacterias y virus causantes de enfermedades, a menudo acompañan a los alimentos cuando entran al cuerpo. A medida que la comida u otras sustancias ingresan al cuerpo , el sistema gastrointestinal separa las partículas de alimentos de las toxinas y bacterias potencialmente dañinas. Una vez que se aísla una toxina, el ácido se rompe a través de las defensas de la célula ofensora y la neutraliza, protegiendo el cuerpo. La defensa natural del cuerpo es normalmente suficiente para matar a cualquier bacteria invasora. Las cepas más resistentes a los ácidos, como Salmonella o Shigell, a menudo causan intoxicación alimentaria, independientemente de las mejores defensas del cuerpo. Aunque el cuerpo es capaz de cuidarse la mayor parte del tiempo, es importante cocinar bien los alimentos para matar a la mayoría de los posibles patógenos antes de que ingresen al cuerpo, disminuyendo las posibilidades de enfermedad.

El ácido del estómago también juega un papel importante en la digestión de los alimentos, descomponiéndolos en formas más pequeñas y más utilizables de nutrientes. Los jugos gástricos descomponen las partículas de grasa en sus nutrientes básicos , carbohidratos (azúcares), aminoácidos (proteínas) y lípidos (grasas). Los carbohidratos constituyen alimentos familiares como la pasta, el arroz y el pan. Los aminoácidos provienen de proteínas como la carne de res, pollo, pescado o frijoles de origen vegetal y la soja. Los lípidos se descomponen a partir de las grasas que existen en alimentos como la carne, el aceite de oliva y de coco y los productos lácteos. Sin él, estos macronutrientes no podrían absorberse en el torrente sanguíneo cuando lleguen al intestino delgado, lo que los haría prácticamente inútiles para el cuerpo.

¿Qué pasa si el ácido estomacal es demasiado bajo?

Si el ácido estomacal es demasiado bajo y esta parte
del proceso de digestión no ocurre, puede desarrollarse
malnutrición, a pesar de que una buena fuente de alimento
ingrese al cuerpo. Lo mismo ocurre con las vitaminas y
minerales necesarios. Sin una absorción adecuada, pueden
presentarse deficiencias que conducen a la enfermedad en el
cuerpo. Un buen ejemplo sería el hierro, un mineral que
generalmente se encuentra en los productos cárnicos. Se
absorbe mejor en presencia de ácido, como los jugos
cítricos. Con la ausencia de ácido estomacal para ayudar a
absorberlo, el hierro simplemente pasa a través del sistema
digestivo, y es excretado, no usado por el cuerpo. La
deficiencia de hierro puede presentarse con síntomas de
fatiga y, si no se aborda, puede ocasionar problemas
neurológicos.

Capítulo 2: Posibles causes del reflujo ácido

No hay una sola causa de reflujo ácido, pero podría ser uno o una combinación de muchos factores que causan el problema. Es un trabajo del médico ayudar al paciente a identificar estas posibles causas para crear un plan de tratamiento. Es importante explorar todas las causas posibles antes de llegar a ninguna conclusión.

La causa más simple y más aceptada del reflujo ácido es la **producción de demasiado ácido** en el estómago. A medida que la comida ingresa al estómago, desencadena la liberación de ácido estomacal en la mezcla para comenzar a descomponer la comida en partículas más pequeñas. La cantidad que se libera es por lo general depende de la cantidad de comida, y el tipo comida que debe ser desglosado. Por ejemplo, los alimentos bajos en fibra y azúcares simples como los productos de harina refinada se descomponen fácilmente en su forma más pequeña y por lo tanto no requieren mucho ácido del estómago para digerir. Las partículas más complejas, como las proteínas animales o los alimentos ricos en fibra necesitarán un poco más de ácido para descomponerlas. Si este sistema de reconocimiento se desajusta, los alimentos pueden desencadenar una liberación de ácido estomacal que no es apropiada para la comida. Cuando la comida se disuelve rápidamente por una cantidad abrumadora de ácido, se libera desde el estómago hacia el intestino delgado. Si el estómago sigue produciendo ácido con el estómago vacío, es probable que cause un problema. En el caso donde se produce demasiado ácido, es más probable que ocurran síntomas de reflujo.

La industria farmacéutica se nutre de este concepto, ya que existen varios medicamentos recetados y de venta libre que funcionan reduciendo el ácido del estómago. Estas opciones se analizarán con más detalle más adelante. La teoría es que si hubiera menos ácido estomacal por completo, habría menos que entrarían en el esófago, por lo tanto, se aliviarían los síntomas y se causaría menos daño.

Problemas Funcionales que conducen a la ERGE:

También hay muchos problemas funcionales en el esófago y la región del estómago que pueden conducir al reflujo ácido. Cuando los alimentos entran a la boca y se deslizan por el esófago hacia el estómago, el esfínter esofágico inferior (EEI) se abre para permitir que el bolo alimenticio (masa masticada) ingrese al estómago, luego se cierra rápidamente detrás del bolo, protegiendo el esófago de cualquier ácido intenta ingresar. El EEI está afinado para abrirse en el momento específico en que llega el bolo. Si hay alguna confusión en esta señalización, si hubo daños en los nervios, por ejemplo, el EEI puede comenzar a abrirse en momentos inapropiados, dando al ácido estomacal la oportunidad de ingresar al esófago.

El esfínter esofágico inferior también puede distorsionarse o deformarse, lo que no permite que se cierre por completo. Esto puede ser un problema estructural o puede ser causado por problemas con el estómago. Cuando hay una mayor presión en el estómago, empuja hacia arriba el esfínter esofágico inferior, abriéndolo ligeramente. Cuando el sello del esfínter se ve comprometido, cualquier cantidad de ácido que salpique a través de él causará una sensación ardiente y dolorosa que llamamos acidez estomacal. La presión puede ser causada por el exceso de comida en el estómago causado por comer demasiado rápido. También puede haber un problema funcional con el estómago, que hace que se vacíe más lentamente, lo que permite que la comida se acumule y cause la presión

Una hernia hiatal es una causa posible de reflujo consistente. Una hernia hiatal ocurre cuando existe una apertura en el diafragma mayor de lo normal donde el esófago se asoma para encontrarse con el estómago. Este espacio extra permite que una porción del estómago sobresalga, causando presión extra en el esfínter esofágico inferior. En este caso, existe una mayor probabilidad que el ácido entre al esófago.

Una hernia hiatal puede ocurrir al nacer, o desarrollarse con el tiempo, y puede variar en tamaño, dando lugar a diferentes síntomas. La mayoría de las hernias son inofensivas y pasan desapercibidas a menos que un médico sospeche que es la causa de los síntomas. La mayoría de los casos se pueden tratar con cambios en la dieta, pero los casos más graves se pueden solucionar con cirugía.

Estrés y Reflujo Ácido

El estrés parece ser un culpable común en una serie de dolencias corporales. Puede causar dolores de cabeza que se convierten en migrañas, fatiga, dolores musculares, presión arterial alta y una serie de otros problemas, como el reflujo ácido y la ERGE. De acuerdo con un estudio de 2011 publicado en healthline.com, existe una fuerte correlación entre el estrés inducido por el trabajo y la incidencia de ERGE. Los participantes informaron una mayor incidencia de ERGE durante los momentos de estrés. Este estudio se completó en Noruega, con más de 40,000 personas. También informaron que la baja satisfacción laboral era un hilo común.

Otro estudio en 1993 muestra que las personas que están más ansiosas informaron una gravedad más alta de los síntomas que las personas que generalmente estaban relajadas. Curiosamente, el mismo estudio no encontró correlación entre estos sentimientos de incomodidad y un aumento tangible del ácido estomacal. Esto lleva a la teoría de que el estrés debe tener algún efecto sobre los receptores en las células del tejido que los hace más sensibles a los estímulos, creando la ilusión de más síntomas. Los médicos teorizan que el estrés de alguna manera convierte a los receptores sensoriales en el cerebro, causando más reacción de la que normalmente sería inducida por una pequeña cantidad de ácido en el esófago. Demuestra que los síntomas pueden parecer exagerados durante los momentos estresantes.

Ten en cuenta que los pacientes que participan en este estudio ya informaron tener síntomas de reflujo ácido, y que este fue un estudio para determinar el papel del estrés y el aumento de los síntomas de la ERGE. No propone que el estrés cause reflujo ácido, necesariamente, solo que los síntomas pueden aparecer peor si el estrés es un factor.

Además, estos estudios son limitados porque solo han revisado el resultado del estrés agudo en el reflujo ácido, como la exposición a temperaturas bajo cero o ruidos fuertes y molestos en ambientes controlados. No evaluaron el estrés crónico y constante que puede ser causado por una situación de vida tensa ,problemas financieros, enfermedades o problemas a largo plazo en el trabajo. Si bien existen tensiones agudas, la mayoría de las personas sufre de estrés a largo plazo y sembrado profundo a lo largo del tiempo.

Si bien ninguno de los estudios previos encontró un aumento en el ácido estomacal como resultado del estrés, un estudio interesante de 1990 encontró que una correlación con los incrementos inducidos por el estrés es el ácido estomacal. Se encontró que las personas con ciertos rasgos de personalidad responden de manera diferente al estrés, y esta respuesta aumenta o disminuye la producción de ácido estomacal. Encontraron que las personas que generalmente son relajadas, las personas que piensan analíticamente tienden a tener una disminución de ácido estomacal cuando se exponen a factores estresantes agudos. Por el contrario, las personas que son más emocionales y rápidas de reaccionar tienen un ácido estomacal elevado cuando se introduce el estrés. Esto muestra una vez más que hay algo más que está pasando con el estrés y el reflujo ácido, sin embargo, la causalidad aún no está clara. Se necesitarán más pruebas para aclarar este vínculo.

Para considerar otro lado de la historia, también sabemos que la respiración cambia como resultado del estrés. Mientras que una persona en calma y en reposo tomará respiraciones largas y profundas, una persona bajo estrés comenzará a tomar respiraciones superficiales y cortas. La respuesta es tan antigua como la raza humana. En tiempos de estrés agudo, etiquetados como la respuesta de "luchar o huir" , los primeros humanos necesitarían aumentar el oxígeno que ingresa al cuerpo para prepararse para una posible situación de " lucha o huida". En respuesta al estrés por posible daño o muerte , la frecuencia cardíaca se acelera y la respiración se acelera para suministrar más oxígeno a los músculos , incluido el corazón . Esta es una función corporal involuntaria, por lo que no hay realmente ningún control sobre ella a menos que estés consciente que está ocurriendo, y trates conscientemente de controlar tu respiración.

El desafortunado efecto secundario de la respiración superficial es una disminución de la fuerza en los músculos que rodean el esfínter esofágico inferior. La respiración profunda permite que estos músculos se estiren al máximo y luego se contraen. La respiración superficial usa solo una pequeña cantidad de la capacidad muscular para

trabajar. Sería como hacer un curl de bíceps en el gimnasio y

solo flexionar el músculo a la mitad. El músculo completo no

se está trabajando, por lo tanto, se debilita con el tiempo.

Esta es una buena teoría para ayudar a explicar por qué el

estrés conduce al reflujo ácido. Cuando hay estrés crónico, la

probabilidad de respiración superficial aumenta. Los

músculos alrededor del esfínter esofágico inferior se

debilitan, dejando el esfínter esofágico inferior sin soporte, y

listo para dejar entrar el ácido estomacal no deseado.

Bacterias y ERGE

La ciencia emergente está comenzando a identificar el

microbioma, una colección de múltiples cepas bacterianas

beneficiosas que viven en el intestino, como una causa

de presión. Es bien sabido que una variedad de bacterias

llaman a casa el sistema gastrointestinal. Proporcionan una

serie de servicios para el cuerpo a cambio de espacio para

vivir. Las bacterias ayudan en la descomposición y absorción

de vitaminas y minerales, y ayudan a regular el proceso

digestivo. Las buenas cepas de bacterias no dañinas en

colonias grandes ayudan a mantener controladas las colonias

más pequeñas de bacterias dañinas. Actúan como una extensión del sistema inmune. Esta es la razón por la cual se recomienda el yogur para ayudar con problemas digestivos. Las bacterias presentes en el yogurt cultivado ayudan a aumentar las colonias de buenas bacterias que viven en el intestino, por lo tanto, ayudante en el proceso digestivo y el mantenimiento de las poblaciones de bacterias dañinas.

Las bacterias se alimentan de un número de nutrientes, pero los más populares son los azúcares simples descompuestos de alimentos ricos en carbohidratos como pasta, pan y fruta. Mientras las bacterias se alimentan de estos nutrientes, ellas crean gas como un producto derivado. Mientras más se alimenten de azúcares simples, más gas producirá la colonia. Estos gases no tienen otro camino que arriba, estableciéndose en el estómago, generando presión. Cuando el esfínter esofágico inferior se abre para aliviar algo de presión, permite que el ácido estomacal oportunista entre, alcanzando y dañando el revestimiento del esófago.

Mientras que la bacteria beneficiosa ayuda al cuerpo a descomponer los alimentos, las cepas dañinas como el

Helicobacter pylori (H. Pylori, para abreviar) causa la producción de más ácido estomacal, causando o exacerbando los síntomas de reflujo ácido. El cuerpo humano tiene una larga historia de exposición a H. Pylori y, por lo tanto, sabe cómo deshacerse de él. Las cepas de H. Pylori son sensibles al ácido estomacal y prosperan en un ambiente neutro o alcalino. Sabiendo esto, el cuerpo aumenta la liberación de ácido estomacal en respuesta a la presencia de la bacteria. H. Pylori es un virus difícil de eliminar, por lo que el ácido estomacal suele estar elevado durante largos períodos de tiempo, lo que provoca síntomas de reflujo constantes. A medida que las células estomacales están expuestas a más ácido de lo normal durante un largo período de tiempo, las úlceras pépticas comienzan a desarrollarse. Si no se trata, las úlceras sangran y dejan escapar la muy necesaria sangre del cuerpo. Si persisten, las deficiencias de nutrientes y otros problemas importantes se desarrollan a través de la pérdida de sangre. Sin mencionar que la condición es muy dolorosa. El dolor punzante y continuo es una queja común. Junto con los agentes reductores del ácido estomacal, es probable que un paciente necesite antibióticos para ayudar al cuerpo a deshacerse de la infección por H. Pylori.

Capítulo 3: Tratamientos para el Reflujo Ácido Ocasional y la ERGE

La mayoría de las personas tienen síntomas de reflujo ácido de vez en cuando, y hay varios cambios en la dieta que pueden hacerse para evitar el brote ocasional. La causa más común de reflujo ocasional es la sobrealimentación, especialmente la ingesta excesiva de ciertos alimentos desencadenantes. Los desencadenantes varían de persona a persona, y solo porque un alimento parece causarlo una vez, no significa que volverá a suceder.

La evidencia de desencadenantes de reflujo ácido varía mucho , pero algunos de los más comunes son los siguientes:

- Alimentos condimentados fuertes o picantes como la cebolla y el ajo
- Chocolate
- café
- Alcohol
- Alimentos altos en ácidos como cítricos o tomate , incluida la salsa de tomate
- Bebidas con cafeína como soda
- Alimentos ricos en carbohidratos

Cambios en la Dieta:

Si comienzas a sufrir más a menudo, sería una buena idea evitar algunos de estos desencadenantes comunes para ver si los síntomas se alivian. La práctica común es eliminar completamente los desencadenantes posibles hasta que no persistan los síntomas. Los alimentos pueden agregarse de a uno por vez hasta que los síntomas vuelvan.

Evita Comer en Exceso: comer en exceso es una causa común de reflujo. Como se ha explicado antes, comer en exceso puede causar presión en el esfínter esofágico inferior, dando a los jugos gástricos oportunistas oportunidad de salpicar para arriba sobre el revestimiento del esófago. Una solución simple es comer comidas más pequeñas y más frecuentes durante el día y evitar llenarse demasiado. Trata de comer una comida pequeña o un aperitivo cada 3-4 horas para evitar comer comidas muy grandes cuando estás hambriento.

La alimentación consciente es una gran herramienta para evitar comer demasiado. El objetivo es permitirle a su cuerpo tiempo para digerirlo y señalizarlo cuando esté realmente lleno. Con la introducción de porciones de gran tamaño en la sociedad actual, esta señalización a menudo se ignora. Volver a estar en contacto con la fisiología de sus propias señales de hambre evitará comer en exceso y puede prevenir el reflujo de ácido. Aquí hay algunos consejos para comenzar:

- Sirve solo una porción pequeña de comida
- Toma pequeños bocados deliberados
- Mastica completamente, unas 30 veces, antes de tragar
- Baja el tenedor entre bocados
- Espera 20 minutos para que el estómago se acople antes de decidir si estás hambriento en segundos

El tiempo de las comidas también tiene un gran efecto en los síntomas de reflujo ácido. Muchos enfermos de reflujo ácido notan que sus síntomas ocurren principalmente, o son más severos, durante la noche. Esto es por una buena razón. Si el esfínter esofágico está ligeramente abierto por alguna razón, acostarse para ir a dormir causa un problema. La gravedad naturalmente traerá más ácido estomacal a la parte superior del estómago, preparándolo para entrar al esófago en caso de que se abra el esfínter. Si el esfínter permanece abierto, los síntomas persistirán mientras esté acostado. Trate de no comer durante unas pocas horas antes de irse a la cama, dándole tiempo a su estómago para eliminar cualquier ácido no usado.

Si el reflujo ácido ocurre principalmente de noche, muchos encuentran alivio al subir un poco la cabeza con una almohada extra para reducir los efectos de la gravedad. Sin embargo, muchos se quejan de dolores de cuello o incapacidad de dormir debido a esta posición. En caso de reflujo nocturno persisten y dolor de cuello, algunos reportan que subir un poco la cabecera de la cama para crear una pendiente, desafiando la gravedad, ayuda bastante.

Si cambiar el tamaño de la porción y el tiempo de la comida no parece ayudar, puede ayudar cambiar los tipos de alimentos ingeridos. Cuando la causa subyacente de su reflujo es provocada por las bacterias intestinales, es muy importante cambiar la proporción de alimentos que ingieres. Piensa en una comida estándar de carne, almidón y vegetales (digamos bistec, papa y brócoli). La mayoría de las personas elige darse el lujo de un filete grande, una papa grande horneada con mantequilla, crema agria o queso, y una porción pequeña de brócoli, solo por el color. Una papa al horno grande en realidad contiene varias porciones de carbohidratos más de lo que es apropiado para la mayoría de las personas. Darle rápidamente a su cuerpo y a su bacteria una gran cantidad de carbohidratos creará una gran cantidad de gas muy rápidamente, lo que, como se explicó anteriormente, presionará sobre el esfínter esofágico inferior y provocará reflujo ácido.

Cambiar la proporción de la comida para que sea principalmente proteína del bistec, un vegetal de bajo costo como el brócoli y menos papa, reduce drásticamente la cantidad de combustible disponible para la colonia bacteriana, por lo tanto, disminuye la acumulación de gases y los síntomas de reflujo. Reducir la ingesta de carbohidratos a la mitad puede reducir rápidamente los síntomas. Si la diferencia no es evidente, puede ser necesario eliminar los alimentos ricos en carbohidratos como la papa, la pasta y el pan durante un corto período experimental. Consulta con un dietista o nutricionista experto para ayudarte a determinar cuáles son sus necesidades nutricionales y para desarrollar un plan para tratar tu reflujo ácido. Observa una muestra de un plan de comidas de 3 días más adelante.

34

Capítulo 4: Remedios de Mostrador y Remedios Naturales

Habrá ocasiones donde comerás en exceso, y los síntomas de reflujo ácido aparecerán, especialmente si estás experimentando con alimentos detonantes. Para un alivio inmediato, hay varias opciones, que van desde neutralizadores de mostrador hasta remedios caseros que las personas juran que funcionan. Comencemos con las opciones encontradas en la farmacia:

Remedios de Mostrador

- Neutralizadores de ácido: productos como Tums o Maalox contienen compuestos químicos alcalinos que neutralizan el ácido del estómago inmediatamente. Estos son los mejores productos para el alivio una vez que sus síntomas ya han comenzado. A medida que aumenta el pH, causa menos daño a las células esofágicas, reduciendo el dolor y la sensación de ardor . El ingrediente principal en Tums es el carbonato de calcio, mientras que los ingredientes activos en Maalox son hidróxido de aluminio , hidróxido de magnesio y simeticona . Su consistencia lechosa espesa cubre el revestimiento del esófago, protegiéndolo de jugos gástricos ingobernables. Maalox es un producto multipropósito destinado a reducir malestares estomacales y gases también. Elija el producto que ayudará a sus síntomas con la menor cantidad posible de ingredientes innecesarios.

- Reductores de ácido: productos como Prilosec o Tagamet utilizan productos químicos para detener la producción de ácido. Si bien estos productos son efectivos, no funcionan de inmediato y pueden demorar hasta dos semanas para aliviar los síntomas. Su propósito es proporcionar alivio mientras se diagnostica la causa subyacente del reflujo. Estos productos no están destinados a ser usados a largo plazo. Una vez que se detienen estas opciones, es probable que los síntomas vuelvan si no se ha determinado el origen del problema.

Alternativas naturales a los medicamentos

- Bicarbonato de sodio: el ingrediente active en Tums, el bicarbonato de sodio puede ser un remedio rápido y rentable para el reflujo ácido ocasional. Una cucharadita mezclada con un vaso de agua rápidamente neutraliza el ácido y alivia los síntomas.

Mientras que puede no tener un buen sabor, como su contraparte de Mostrador Tums, proporcionará un alivio similar. Si no puedes soportar el sabor trata de añadir un poco de jugo para endulzar la mezcla.

- Productos lácteos: al igual que Maalox, los productos lácteos como la leche, la crema o el yogur son sustancias espesas y viscosas que pueden recubrir el revestimiento del esófago y protegerlo del ácido.

- Goma de mascar: los estudios muestran que el aumento de la saliva puede ayudar a diluir el ácido acumulado en el esófago inferior. La goma de mascar estimula las glándulas salivales en la boca para producir un exceso de saliva que, cuando se ingiere, ayuda a eliminar parte del ácido estomacal, disminuyendo los síntomas.

- Hierbas amargas: un grupo de hierbas amargas que estimulan la producción de jugos gástricos puede ayudar a restablecer el equilibrio en su microbiota. Las hierbas incluyen jengibre, lúpulo y menta. Una palabra de advertencia: Estas hierbas generalmente se asocian como un desencadenante de los síntomas de reflujo ácido. Esto no es apropiado para el alivio inmediato de los síntomas existentes, pero puede ayudar si se consume antes de una comida para estimular la producción de ácido antes de que los alimentos ingresen al intestino.

Capítulo 5: Actividades para el alivio de síntomas

Tomar una pastilla u otro remedio casero es una cura rápida excelente, pero existen otros trucos alternativos a probar para ayudar a prevenir y aliviar los síntomas

Ejercicios de Respiración profunda

¿Quién diría que algo tan simple como una respiración profunda podría ayudar a aliviar los síntomas del reflujo ácido? Un estudio del 2011 del Diario Americano de Gastroenterología reporta que ejercicios específicos de respiración que se enfocan en el diafragma, los músculos que rodean el esfínter esofágico, fortaleciéndolos con el tiempo reducen síntomas problemáticos del reflujo ácido. Al aprender nuevamente a respirar, la presión en el esfínter disminuye, eliminando los síntomas.

No hay un conjunto mágico de instrucciones para comenzar el ejercicio de respiración profunda. Comienza por sentarte o acostarte en una posición cómoda. Respira normalmente durante unos minutos y reconoce dónde sientes la respiración. Coloca una mano sobre tu pecho y una mano sobre tu vientre. ¿El aire se llena en tu pecho o tu vientre? Luego, comienza el ejercicio de respiración profunda. Simplemente comienza sentándote recto y respirando desde tu vientre y no desde tu pecho. Si tu mano está sobre tu estómago, tu pecho no debería moverse, y el aire debería entrar en tu vientre al inhalar en lugar de tu pecho. Inhala completamente, hasta que no pueda ingresar más aire a tus pulmones. Luego, exhala lenta y completamente, hasta que te sientas forzado a expulsar aire.

Este esfuerzo ayuda a fortalecer el diafragma, apoyando el esfínter esofágico. El estudio de 2011 en el Diario Americano de Gastroenterología informa que la mayoría de los participantes experimentaron al menos algún alivio de los síntomas, una mejor calidad de vida después de nueve meses. Se realizaron mejoras importantes en los síntomas que ocurren cuando los pacientes se acostaron para dormir por la noche, y el reflujo relacionado con la apnea del sueño durante la noche.

Los participantes practicaron técnicas conscientes de respiración profunda durante 30 minutos por día durante nueve meses. Los 30 minutos no tienen que ser todos a la vez. Se puede hacer en incrementos de cinco o diez minutos durante el día. Se puede hacer sentado, parado o acostado. Todo lo que necesita es unos pocos minutos de concentración. La respiración es una función involuntaria, algo que hacemos sin pensar. Para alterar la forma de respirar, se necesita un esfuerzo consciente

La respiración profunda excesiva puede causar que te sientas mareado, así que si estos síntomas comienzan cuando haces el ejercicio, detén la sesión y comienza a respirar normalmente. Puedes comenzar otra vez cuando los síntomas aplaquen. Varias fuentes reportan éxito al cumplir y recordar completar los ejercicios, cuando se hacen temprano en la mañana, incluso antes de levantarte de la cama. Trata de practicar la respiración profunda como parte de tu ritual al despertar. Ejercitarás tu diafragma y obtendrás un incremento de energía por la mayor dosis de oxígeno consumido de forma tempranera en la mañana.

Si bien el alivio de los síntomas puede no ser inmediato o completo, la mejor parte de este remedio es que no cuesta nada y no tiene efectos secundarios negativos. La evidencia científica detrás de este método es deficiente, pero las imágenes musculares muestran que a medida que los músculos se relajan y el cuerpo se calma, el esfínter esofágico responde y se contrae. También se ha demostrado que la respiración profunda reduce el estrés, otra posible causa de los síntomas de reflujo. ¿Por qué no agregarlo a tu régimen diario para ver si hace una diferencia tanto en sus síntomas de acidez estomacal como en sus niveles de estrés?

Beber mucha agua

El agua potable puede ayudar a diluir y neutralizar el ácido del estómago y eliminar el exceso de ácido que ingresó al esófago de regreso al estómago. Este proceso reduce los síntomas inmediatos y disminuye el daño causado por el ácido que permanece estancado en el esófago. Varias fuentes informan que aumentar el consumo de agua a lo largo del día puede ayudar a aliviar los síntomas.

Parece, sin embargo, que el momento de tomar agua lo es todo. El momento ideal de tomar agua extra es justo antes de una comida. Tomar agua después de una comida o durante una comida llena el estómago, y retrasa el vaciado gástrico, causando que la comida se acumule. Eso crea presión en el esfínter esofágico, evitando que se cierre completamente. Beber agua en exceso con las comidas también diluye el ácido en un momento donde es necesario a toda capacidad para ayudar en la digestión y en la esterilización de partículas de comida antes que entren al torrente sanguíneo. Debes dejar que ácido haga el trabajo que está destinado a hacer. Las partículas no digeridas de comida pueden causar molestias gastrointestinales y en el estómago, ya que las moléculas concentradas atraen el agua al sistema gastrointestinal para diluirlas. Esto puede causar síntomas casi inmediatos de descarga gástrica, diarrea, gas e inflamación. Estos síntomas pueden ser urgentes y desagradables. Dejar que el ácido estomacal haga su trabajo puede prevenir que esto ocurra y mantiene el sistema en movimiento como debe ser. Toma un vaso de agua antes de tu comida, luego media hora después, un poco más para eliminar el ácido restante en el esófago.

Muchos recursos recomiendan al menos ocho vasos llenos de agua por día. Dependiendo de tu consumo diario, esto puede ser una meta enorme. Si ocho vasos parece ser excesivo, trata de incrementar uno o dos vasos por día y llegar a ocho vasos por día. De seguro no querrás estar entrando y saliendo del baño cada media hora, así que encuentra un buen balance. Asegúrate de monitorear los síntomas de reflujo ácido a medida que incrementas tu consumo para determinar si hace alguna diferencia.

Además de reflujo ácido, el aumento de agua mantiene el sistema Gastrointestinal en la mejor forma, aumentando la regularidad y eliminando los síntomas de estreñimiento. El agua se considera el "solvente universal" y es buena para cada célula de su cuerpo. Si tus síntomas de reflujo ácido no parecen disminuir bebiendo más agua, es probable que veas diferencias en otras áreas de su cuerpo también, así que ¡continúa así!

Algunas personas tienen dificultades al beber agua sola. Mientras que el agua sola puede ser aburrida, realmente es la mejor opción. Sabores, como jugo de limón o lima pueden ser añadidos para hacerla más atractiva. Evita añadir azúcares en exceso de la limonada en polvo o mezclas de té helado ya que la azúcar adicional puede causar que las bacterias intestinales produzcan gas. Las bebidas carbonatadas o agua gasificadas deben ser evitadas si son detonantes de reflujo ácido. El café también proporciona agua, pero la cafeína puede ser un detonante de reflujo, y ya que actúa como diurético, realmente expulsa más agua del cuerpo.

Los tés sin cafeína podrían ser una Buena opción si quieres evitar la cafeína, pero aun quieres algo de sabor. El té de regaliz es una buena elección porque incrementa la producción de mucosa en el esófago. Mientras se incrementa, cubre el revestimiento celular, dándole una capa de protección contra el fuerte ácido estomacal.

Añadir un poco de limón o lima parece ser contraproducente, ya que son ácido, pero eso podría trabajar en tu favor. La presencia de ácido en el estómago apaga las bombas de protones que excretan ácido porque siente que el pH está tan bajo como debería estar. Sin embargo, los jugos ácidos deben ser usados en moderación porque si existen úlceras en el estómago o el daño en el esófago es extenso, el ácido en exceso irritará más el revestimiento celular ya irritado.

Otra opción de agua, lo creas o no, es agua alcalina. Ciertas marcas de agua embotellada reportan su productos con un pH alcalino, lo cual puede balancear el ácido en el estómago. Mientras que la mayoría de la evidencia es anecdótica, tiene sentido que una sustancia alcalina ayude a balancear un ácido. Que alivie los síntomas completamente o no y por cuánto tiempo aún es un misterio.

Incrementar la Actividad Física

La recomendación del ejercicio es una espada de doble filo. El ejercicio vigoroso como correr y saltar puede agitar el ácido estomacal, causando que salpique en el esfínter esofágico, y entre al esófago una vez que esté abierto.
El ejercicio vigoroso no es recomendado después de una comida, por un número de razones, pero específicamente porque este sería el momento en el que más ácido estomacal estará presente en el estómago. Eliminar todo tipo de ejercicio por reflujo ácido te pone en riesgo de enfermedades relacionadas con una vida sedentaria, como obesidad, diabetes y enfermedades del corazón. es necesario ejercitarte

para mantener todo tu cuerpo saludable y mantener el peso bajo control.

La recomendación general es hacer ejercicios que sean ligeramente vigorosos y que puedan hacerse en posición vertical. Por ejemplo, caminar o trotar es mucho mejor que correr a toda velocidad. Los entrenamientos con pesas hechos estando de pie, como sentadillas y levantamiento de mancuernas son mejores que las lagartijas o ejercicios abdominales, ya que no estarás en una posición horizontal. El ejercicio cardiovascular de bajo impacto como el uso de una elíptica podría ser un buen lugar para comenzar. Trata de no comer un par de horas antes del ejercicio para evitar momentos altos de producción de ácido.

Muchos estudios muestran que incluso una pequeña disminución de peso puede ayudar a mejorar los síntomas de reflujo ácido, y el ejercicio en general ayuda también.

Prácticas de bajo impacto como yoga o Tai Chi son buenos ejercicios a probar, ya que ellos incorporan ejercicio cardiovascular tradicional, ejercicios de pesas, entrenamiento de balance y flexibilidad y técnicas de respiración profunda consciente. Sin embargo, evita ejercicios que te detonen síntomas.

El ejercicio después de tu última comida puede ayudar a tu estómago a prepararse y disminuye la probabilidad de síntomas. Los estudios muestran que las personas que tuvieron su última comida antes de la hora de dormir y participaron en ejercicio ligero, como una caminata por el vecindario, tienden a tener la menor incidencia de reflujo ácido a la hora de dormir. Los participantes en este estudio reportaron también que dormían mejor, probablemente debido a una disminución de síntomas durante la noche.

Se ha determinado que el ejercicio también disminuye los niveles de estrés en el cuerpo. Varios estudios han comprobado que el aumento de estrés puede incrementar la sensibilidad del cuerpo hacia el dolor e incomodidad que causa el reflujo ácido. Ejercitarse regularmente, y aún más cuando el estrés sea alto en el trabajo o en casa puede ayudar a aliviar los síntomas de la ERGE. Mientras que el ejercicio se encarga del aspecto psicosomático de los síntomas de ERGE, proporcionando un poco de alivio, es importante encontrar la raíz de tu reflujo. Solo porque no sientas los síntomas tan fuertemente, no significa que el ácido no está dañando el revestimiento de tu esófago.

Vinagre de Sidra de Manzana (bono)

Promocionado como la cura para todas las aflicciones, el vinagre de sidra de manzana puede ser un excelente remedio casero para el reflujo ácido. El vinagre de sidra de manzana ayuda a neutralizar el ácido en el estómago. Por sí mismo, es vinagre de sidra de manzana es muy fuerte, parecido al vinagre blanco destilado. No debe ser tomado solo, ya que una dosis concentrada puede dañar el revestimiento esofágico, el efecto opuesto que buscamos.

En vez de eso, diluimos una cucharada de vinagre de sidra de manzana en un vaso de 8onzas de agua. Un buen régimen diario es probar un vaso de agua con vinagre de sidra de manzana. Esto puede hacer que tu estómago empiece el día con el pie correcto, en un estado más alcalino. Muchas personas alegan encontrar alivio inmediato de los síntomas al probar este remedio en un brote de reflujo ácido.

Además de alivio al reflujo ácido, se piensa que el vinagre de sidra de manzana ayuda en la digestión más adelante en el sistema. El potasio en el vinagre ayuda a reducir la presión arterial, por ende llevando a una disminución de enfermedades coronarias. Se ha demostrado que tomar vinagre de sidra de manzana a la hora de comer puede reducir el hambre e incrementar la sensación de saciedad. Esto puede llevar a un mejor control del azúcar en la sangre, reduciendo el riesgo de diabetes y ayudando a perder peso con el tiempo. Con todos estos resultados positivos, por qué no probar el vinagre de sidra de manzana en tu rutina diaria para mejorar tu salud general.

Capítulo 6: Remedios de prescripción para síntomas a largo plazo

Cuando el reflujo ácido se produce de manera constante durante un largo período de tiempo a pesar de los cambios en la dieta y otros remedios caseros, es hora de hablar con tu médico. Pueden ejecutar las pruebas necesarias para determinar cuál es la causa subyacente de tus síntomas. Puede decidir si un medicamento recetado es una buena solución. Estas son las opciones:

Inhibidores de la bomba de protones: esta clase de medicamentos es la más

común. Incluye pantoprazol (Protonix), lansoprazol (Preva cid) , esomeprazol (Nexium) y omeprazol (Prilosec). Estos medicamentos funcionan cerrando las bombas de protones en las células del revestimiento del estómago, disminuyendo la cantidad de ácido producido por el estómago. En realidad, emite señales de ácido en el estómago, que engañan a las bombas de protones para que crean que hay suficiente ácido en el estómago, que luego las desactiva. Si bien puede no llegar después de la causa raíz de su problema, se puede utilizar para dar al esófago y al estómago tiempo para sanar sin que el exceso de ácido irrite continuamente las áreas inflamadas. Varios inhibidores de la bomba de protones han sido aprobados para uso sin receta en los últimos años. Ahora es posible probar Prevacid y Prilosec sin receta, sin embargo, el uso debe ser instruido por su médico.

Bloqueadores H2: estos medicamentos también funcionan para suprimir la producción de ácido, pero lo hacen uniéndose a los receptores de histamina en las células del revestimiento del estómago. La histamina envía señales a las bombas de protones para crear más ácido, por lo que cuando los bloqueadores H2 mantienen ocupados a estos receptores, la histamina no tiene la oportunidad de retransmitirles este mensaje. La producción de ácido se reducirá, reduciendo temporalmente los síntomas. Hay varias variaciones de bloqueadores H2, que incluyen cimetidina (Tagamet), ranitidina (Zantac), famotidina (Pepcid)
ynizatidina (Axid).) Algunos de estos medicamentos también están disponibles en el mostrador. Las marcas comúnmente conocidas como Pepcid y Tagamet han sido aprobadas para su uso sin receta médica. Al igual que con cualquier tratamiento nuevo, consulte a su médico antes de comenzar el tratamiento.

Tanto los inhibidores de la bomba de protones como los bloqueadores H2 son buenas opciones para ayudar a reducir los síntomas a corto plazo. Hay opciones disponibles sin receta médica, pero la mayoría de las compañías de seguros cubren estas clases de medicamentos con receta. Las opciones sin receta varían en precio, generalmente entre diez y treinta dólares por paquete. El seguro podría ahorrarle dinero en un gran suministro de dinero sin costo alguno.

Capítulo 7: Efectos Secundarios de Medicamentos de Prescripción

Los efectos secundarios menores de los IBP incluyen dolor de cabeza y una variedad de problemas gastrointestinales como diarrea, náuseas, gases, dolor abdominal, estreñimiento, boca seca y somnolencia, según el sitio web de Nexium. Para que quede claro, otras versiones de medicamentos IBP tienen efectos secundarios similares, este no es un problema específico con Nexium solo. Solo del uno al tres por ciento de los pacientes deciden dejar de tomar el medicamento, de acuerdo con la revisión de 2013 de Reportes de Consumidor sobre los medicamentos para el reflujo ácido. No es sorprendente que estos efectos secundarios gastrointestinales estén presentes. Si el ácido estomacal no está presente para ayudar a descomponer las partículas de alimentos como debería, los alimentos parcialmente procesados se introducen en el intestino delgado, que se utiliza para que los alimentos se entreguen en una forma descompuesta y fácilmente absorbible. los El intestino delgado luchará por absorber los alimentos y las partículas grandes pasarán por el sistema tal cual, creando síntomas no deseados de incomodidad, dolor e hinchazón..

Según el sitio web de Nexium, su producto, esomeprazol tiene una larga lista de problemas a largo plazo asociados. Repasemos cada problema:

Mayor riesgo de infección

El problema más obvio a largo plazo sería la susceptibilidad a infección. Porque la función primaria del ácido estomacal es de actuar como la primera línea de defensa para el sistema inmunológico, disminuir su acción pone el cuerpo en riesgo de mayor infección. Como se discutió anteriormente, las bacterias oportunistas como el H. Pylori pueden proliferar si no hay suficiente ácido para evitar su colonización. Según un estudio publicado en el 2011, un bajo nivel de ácido estomacal es correlado con la colonización de Salmonella, Campylobacter jejuni, Escherichia coli, Clostridium difficile, Vibrio cholerae y Listeria, las cuales todas son enfermedades transmitidas por los alimentos que causan síntomas gastrointestinales que van desde malestar estomacal hasta coma y muerte.

Estas cepas bacterianas pueden pasar el ácido del estómago y causar infección en personas sanas con cantidades promedio de ácido estomacal. A medida que se reduce el ácido del estómago, aumentan las posibilidades de infección, y cuanto más tiempo se suprima esta defensa inmunológica de primera línea, mayor es la probabilidad de desarrollar un problema.

Las personas con un nivel bajo de ácido, ya sea por causas naturales o mediante el uso de medicamentos supresores de ácido, deben ser extremadamente cautelosas al preparar sus alimentos de manera segura. Asegúrate de cocinar alimentos a fondo, durante la cantidad correcta de tiempo para matar las bacterias. Evita comer alimentos crudos tanto como sea posible, incluyendo ensaladas verdes como la lechuga, que pueden contaminarse fácilmente con Listeria, una bacteria transmitida por el agua que es común en las verduras.

Disminución en Absorción de Vitaminas:
Está bien documentado que el ácido del estómago comienza el proceso digestivo y ayuda a la absorción de varias

vitaminas y minerales esenciales. Los nutrientes más afectados son la vitamina B12 y el magnesio. La vitamina B12 requiere un factor intrínseco, un componente de los jugos gástricos para ser absorbido por el torrente sanguíneo. Debe unirse al factor intrínseco antes de que una célula lo permita. La vitamina B12 tiene muchas funciones en el cuerpo, incluida la regulación del sistema nervioso , la producción de energía, y es un elemento fundamental para la recuperación del ADN y ARN, el material genético necesario para crear nuevas células , más específicamente glóbulos rojos que entregan oxígeno a tejido en el cuerpo . Si B12 no se absorbe, pueden desarrollarse problemas neurológicos. El síntoma más común es la fatiga, relacionada con la disminución del proceso de producción de energía y la disminución del suministro de oxígeno por los glóbulos rojos. Los síntomas de daño a los nervios van desde hormigueo en las extremidades hasta pérdida de sensibilidad. La mayoría de los casos de deficiencia de vitamina B12 pueden detectarse antes de que ocurran problemas serios. Las deficiencias se pueden corregir complementando por vía oral, pero en el caso de un ácido estomacal bajo, el suplemento oral no se absorberá si no tienen un factor intrínseco que los guíe hacia las células. Las inyecciones de B12 también están disponibles para evitar el tracto gastrointestinal y enviarlo directamente al torrente sanguíneo. La absorción de magnesio es comúnmente baja sin ácido estomacal también. El magnesio es un mineral necesario, responsable de cientos de reacciones enzimáticas en el cuerpo. Las enzimas son las "claves" de las reacciones químicas que hacen que las cosas se realicen en el cuerpo. Piensa en las enzimas como el auto que te lleva al trabajo. Sin eso, no llegarás a donde necesitas ir. Las enzimas, como los automóviles, requieren combustible para que funcionen. Si bien hay varios cofactores (el combustible), el magnesio es uno de los más utilizados por las enzimas en los músculos y el sistema nervioso. El magnesio también es importante en la regulación de la presión arterial y la glucosa en sangre. Los niveles bajos de magnesio pueden provocar diabetes, enfermedades cardíacas y una gran cantidad de trastornos neurológicos. El bajo contenido de magnesio también puede tener un efecto sobre la función renal, como se explicará un poco más adelante.

Con la afluencia de nuevos medicamentos recetados inundando las estanterías, es probable que haya visto anuncios que publicitan medicamentos milagrosos que eliminan los síntomas del reflujo ácido cuando se toman con regularidad. Si bien esto es cierto, es importante darse cuenta de que la motivación de estas empresas es vender sus productos. No hacen diagnósticos ni tienen la capacidad de monitorear a cada paciente a quien se

dirigen sus medicamentos. Indican a los profesionales médicos que prueben sus productos con pacientes que no pueden encontrar alivio. Depende del médico decidir qué medicamentos, si los hay, a largo plazo son

adecuados. También le corresponde al médico limitar la cantidad de tiempo que un paciente toma medicamentos para evitar complicaciones innecesarias.

Sin mencionar específicamente ningún medicamento específico, los reductores de ácido a largo plazo en realidad tienen objetivos cortos de visión en mente. Sí, estos productos reducirán el ácido total que produce el estómago y aliviarán los síntomas. Pero, como mencionamos antes, tu estómago produce ácido por una razón, y si está produciendo jugos gástricos en exceso, es probable que haya una buena razón para ello. Tomar medicamentos que reducen el ácido solo enmascara la causa subyacente de la sobreproducción en primer lugar.

Sin más investigación, un paciente que comienza un medicamento para el reflujo ácido probablemente tendrá que permanecer en él por el resto de su vida para evitar el regreso de los síntoma.

Problema de Densidad Ósea, Fracturas en los Huesos: si buscaras los posibles efectos secundarios de los medicamentos con IBP, encontraría afirmaciones que muestran una disminución de la densidad ósea y un mayor riesgo de fractura ósea en pacientes que han seguido este método de terapia a largo plazo. El ácido estomacal ayuda a facilitar la absorción de varias vitaminas y minerales, incluido el calcio. Cuando se suprime el ácido del estómago, la absorción de calcio disminuye, dejando poco disponible para que los huesos crezcan o realicen reparaciones. Si bien la mayoría del calcio se almacena en los huesos, en realidad tiene varios usos fuera del esqueleto humano. El calcio ayuda a enviar señales nerviosas a los músculos, incluido el corazón. Si bien los huesos son importantes, si hay una falta de calcio en el sangre, se eliminará del hueso para usarlo para mantener el corazón funcionando correctamente. El objetivo es obtener suficiente calcio en la dieta para apoyar el corazón y otras funciones y no extraer el calcio de los huesos. La supresión del ácido estomacal puede reducir en gran medida la cantidad de calcio absorbido. Esto es especialmente problemático para alguien que ya no tiene este mineral en su dieta.

Si bien varios estudios han demostrado una correlación positiva con el uso de IBP a largo plazo y los problemas de densidad ósea, y más específicamente, la incidencia de fracturas de cadera, otros estudios muestran poca o ninguna correlación. De acuerdo con una revisión realizada por la Administración Federal de Medicamentos (FDA), no existen pruebas de que el riesgo de fractura ósea aumente con el uso de IBP en individuos normalmente sanos. Sin embargo, existen correlaciones con el uso de IBP I y la fractura ósea en individuos que tienen un mayor riesgo de una baja densidad ósea y fractura ósea debido a otros factores. No está claro si la evolución de la pérdida ósea o la probabilidad de fractura ósea aumentan con el uso de IBP en alguien que ya es susceptible a estos problemas. Desafortunadamente, los resultados de estos estudios no nos dicen mucho.

Si bien los medicamentos bloqueadores de H2 tienen esencialmente el mismo efecto que los IBP, la reducción del ácido estomacal en general, se podría pensar que también conllevan advertencias sobre el riesgo de osteoporosis o fractura ósea. En este punto, la FDA no ha podido encontrar la misma correlación con los bloqueadores H2 y la pérdida ósea, aunque la absorción de calcio disminuye a medida que aumenta el pH del estómago y se vuelve más alcalino. Lo más probable es que escuchemos afirmaciones similares con respecto a los bloqueadores H2 en los próximos años.

La mayor probabilidad de osteoporosis con el uso de medicamentos a largo plazo es preocupante, pero hay formas de asegurarse de que al menos obtenga suficiente calcio de la dieta como para compensar la menor absorción. La suplementación de calcio en tabletas o cápsulas es probablemente la forma más fácil de aumentar el calcio libre en el cuerpo. Además, también es útil incluir fuentes más ricas en calcio de la dieta. Los vegetales de hojas verdes oscuros como la col rizada y las espinacas son buenas fuentes de calcio, así como de leche, yogur, queso y otros productos lácteos.

Una palabra de advertencia, sin embargo. El aumento de productos lácteos en la dieta puede causar estreñimiento y malestar estomacal en grandes cantidades. Si no estás acostumbrado a comer muchos lácteos, aumenta lentamente y observa cualquier síntoma adverso. Si experimentas malestar gastrointestinal, la mejor solución será usar suplementos de calcio.

Problemas renales (nefritis intersticial aguda): el riñón humano es en gran parte responsable de filtrar la sangre, librarla de las toxinas y el exceso de vitaminas y minerales. Una vez que atraviesa el riñón, cualquier sustancia que necesita dejar el cuerpo lo hace a través del sistema del tracto urinario. El resultado final es la excreción de orina. El color de la orina depende de qué sustancias están siendo excretadas por los riñones. Las pruebas de análisis de orina se usan para monitorear la presencia de toxinas o drogas que han ingresado al cuerpo, y también pueden monitorear la función general de los riñones..

Estudios han vinculado el uso de IBP con falla renal aguda, especialmente en aquellos con problemas en los riñones. Los científicos han identificado la disminución en la absorción de magnesio como la causa probable detrás de la disfunción renal. Al igual que con el calcio, el ácido del estómago también ayuda a absorber el magnesio. A medida que el ácido del estómago disminuye, también lo hace la absorción de magnesio.

Existe información contradictoria con respecto a los posibles tratamientos de la enfermedad renal cuando se trata de magnesio. Por un lado, las vitaminas o minerales adicionales que se ingieren deben procesarse a través del riñón, lo que causa un mayor estrés en el órgano. Sin embargo, la relación entre el magnesio y el calcio en el riñón también debe ser considerada. El magnesio y el calcio compiten por los mismos receptores en el riñón. Si hay una escasez de magnesio, el riñón procesará más calcio si está en buen estado. El exceso de calcio puede causar problemas como cálculos renales o cálculos biliares, una condición en la cual el calcio se cristaliza en pedazos grandes. Cuando estas piezas se sueltan, necesitan pasar a través del sistema del tracto urinario. Estas partículas grandes raspan el revestimiento del sistema en su camino, causando dolor y sangrado. Si es lo suficientemente grave, puede provocar una infección.

Una acumulación de magnesio, por otro lado, no ocurre, ya que el exceso de magnesio simplemente se elimina del sistema. El objetivo del tratamiento renal es contrarrestar el depósito de calcio utilizando cantidades adecuadas de magnesio. Lo que no está claro, sin embargo, es la correlación entre el uso de IBP y la insuficiencia renal. El ácido del estómago bajo inhibe la absorción de calcio y magnesio.

Nuevamente, al igual que con los reclamos de pérdida de densidad ósea, los medicamentos con IBP se destacan y no se ha encontrado que los bloqueadores H2 tengan los mismos efectos secundarios.

Ciertos tipos de lupus eritematoso

La FDA no reconoce lupus como una causa directa por medicamentos IBP, pero está listado como posible efecto secundario en varias listas de medicamentos IBP. Lupus es una enfermedad auto inmune, lo que significa que el sistema inmunológico ataca partes del cuerpo porque falsamente reconoce ciertas células normales como foráneas. Las enfermedades auto inmunes pueden tomar muchas formas, incluyendo desórdenes de tiroides, artritis y condiciones de la piel como soriasis y eczema.

Hay muchos síntomas de lupus, que incluyen disminución de la energía, dolores de cabeza, dolor en las articulaciones y problemas de circulación, como el síndrome de Reynaud, en el que las puntas de los dedos hormiguean y se tornan blancas o azules por la falta de circulación. Todos estos síntomas son congruentes con muchas otras afecciones y podrían deberse a otros problemas subyacentes.

Los síntomas clásicos que distinguen al lupus son erupciones en la cara, generalmente en las mejillas y la nariz, que se asemejan a una mariposa. Estas erupciones también pueden aparecer en la parte posterior. El diagnóstico puede ser difícil porque los problemas ocurrirán en el sitio en el cuerpo que el sistema inmune está atacando.

Existen conexiones con enfermedades autoinmunes como el lupus con alergias alimentarias, específicamente, alimentos proinflamatorios como gluten, productos lácteos y soja, aunque cualquier alimento podría plantear un problema. Esto sería específico para un individuo. Como un alimento ofensivo pasa a través del sistema Gastrointestinal, causa daño a las células que recubren el estómago y el intestino delgado. Ciertos alimentos estimulan la liberación de zonulina, descubierta originalmente por el Dr. Alessio Fassano , que hace que las vías existentes entre las células se abran, permitiendo que los compuestos entren en las células. Estas vías generalmente solo se abren cuando los nutrientes esenciales están presentes, por lo que pueden ingresar al torrente sanguíneo.

La liberación de zonulina de forma constante, digamos, una comida causante es consumida de forma regular, los caminos siempre están abiertos, lo cual le da la oportunidad de entrar al torrente sanguíneo a sustancias que normalmente no podrían. El sistema inmunológico reacciona, sintiendo una sustancia extraña. Cuando el sistema inmunológico está alertado por tanto tiempo, comienza a atacar a las células en el cuerpo, llevando a la degradación de las células orgánicas que está atacando.

Debido a que los síntomas típicamente no se desarrollan de un día para otro, es difícil diagnosticar un desorden auto inmune como el problema.

Los IBP están típicamente asociados con Dolores de articulaciones, y síntomas en la piel, como erupciones y ampollas. El mecanismo exacto que lleva a los IBP a este síndrome es desconocido para este momento. Muchos pacientes con este efecto secundario encuentran alivio de los síntomas al dejar de tomar el medicamento. Las ocurrencias de este efecto secundario son raras. Si los síntomas similares a lupus comienzan a desarrollarse en el inicio de la toma del medicamento, asegúrate de hablar con tu doctor para diagnosticar la causa.

Demasiado poco ácido estomacal

Puede parecer contradictorio, pero la ciencia emergente está argumentando que muy poco ácido estomacal puede en realidad ser responsable del reflujo ácido. Hay dos teorías de trabajo que componen este problema. Primero, el esfínter esofágico está programado para cerrarse cuando detecta ácido. Esta es la respuesta natural para cerrar para proteger el esófago mientras el estómago trabaja en la digestión de los alimentos. Cuando se produce muy poco ácido estomacal en respuesta a los alimentos, el esófago no se ve obligado a cerrar todo el camino, lo que lleva a los síntomas.

Si este es el caso, entonces los medicamentos inhibidores de ácido a largo plazo en realidad pueden estar agravando el problema en cuestión. En segundo lugar, el ácido estomacal está presente para ayudar a eliminar cualquier bacteria dañina y, en algunos casos, bacterias beneficiosas a las que se les ha permitido prosperar y que han quedado más allá de lo esperado. Si no hay suficiente ácido estomacal para mantener los niveles bacterianos bajo control, las colonias prosperan, produciendo más subproducto de gas a medida que comen y se multiplican.

A medida que el gas se acumula, el reflujo ácido empeora, y no hay aumento en el ácido estomacal para equilibrar el retroceso de las bacterias. Mientras que las bacterias benéficas causan una pequeña amenaza para la salud además del reflujo ácido, las bacterias oportunistas como H. Pylori, Salmonella o Shigellaque prospera en un ambiente de baja acidez podrán colonizar y causar enfermedades sistémicas. La reducción de la protección inmune natural del cuerpo abre muchas oportunidades para que las bacterias y los virus furtivos se arraiguen, lo que lleva a una disminución de la salud con el tiempo.

Uno de los principales expertos en este método de tratamiento es Chris Kresser , MS, L.Ac . Él explica que puede llevar mucho tiempo equilibrar la microbiota intestinal para restaurar la calma y reducir los síntomas de reflujo, pero es posible con las "tres R":

Reducir los factores que promueven el crecimiento bacteriano excesivo y la baja acidez estomacal.

Reemplazar el ácido del estómago, las enzimas y los nutrientes que ayudan a la digestión y son necesarios para la salud.

Restaurar bacterias beneficiosas y un revestimiento mucosal saludable en el intestino.

El uso de suplementos de enzimas digestivas sintetizadas puede ayudar a imitar el ácido estomacal que falta para ayudar a la digestión y comenzar a controlar el crecimiento bacteriano. Esto en conjunto con la reducción de la fuente de alimento para bacterias dañinas (principalmente carbohidratos y azúcares) reduce la población general . También es útil complementar con probióticos para tomar el lugar de las bacterias menos beneficiosas que pueden haber poblado el intestino antes. Solo hay mucho espacio en el intestino, por lo que inundarlo con nuevas colonias de bacterias beneficiosas ayudará a garantizar que las cepas menos deseables e incluso dañinas no tengan espacio para recolonizar.

Kresser agrega que ciertos tipos de azúcares causan síntomas exacerbados. El tipo de sensibilidad al azúcar depende de qué cepas de bacterias están presentes en el intestino y en qué tipo de moléculas de azúcar prosperan. Una dieta baja en oligosacáridos fermentables, disacáridos, monosacáridos y polioles (FODMAP para abreviar) es un plan de eliminación que elimina varios tipos de azúcares de la dieta para reducir los síntomas. Los alimentos que contienen dichos azúcares se agregarán de nuevo en un grupo a la vez para determinar qué tipo de azúcar parece desencadenar la mayoría de los síntomas. Una vez identificado, la comida puede consumirse modestamente o no consumirse para controlar los síntomas.

Costos del medicamento

Al igual que otros medicamentos de mostrador o prescritos, existen costos a considerar cuando se comienza a tomar un medicamento. ¿Es algo que puedes costearte de manera mensual? La buena noticias es que estos productos han estado en el mercado por mucho tiempo que las patentes de los desarrolladores de las marcas originales han expirados, y las versiones genéricas está disponibles de varias compañías. Cuando hay más opciones, el costo del medicamento baja para que las compañías puedan mantener la competitividad en el mercado.

Esa disminución del precio se convierte en un ahorro directo para el consumidor. Aún así, existen nuevas versiones del medicamento que son desarrolladas todo el tiempo, y lo nuevo es mejor, al menos desde el punto de vista de mercadeo. Los representantes de ventas de las compañías de fármacos hacen un buen trabajo convenciendo a los doctores que su producto más nuevo es el mejor, y muchos doctores probarán con un paciente un medicamento nuevo que no tiene genérico. Si tu doctor te escribe una prescripción, opta por probar un medicamento que tenga más tiempo en el mercado, y que tenga un genérico disponible. Puedes ahorrar dinero, y dormir mejor de noche sabiendo que mientras más tiempo tiene un medicamento en el mercado, más tiempo ha sido probado para descubrir nuevos efectos secundarios. Este producto probado puede ser más seguro que la opción más nueva.

Capítulo 8: Dieta para reflujo ácido y la ERGE

Esta es la parte donde tomamos todas las recomendaciones discutidas en este libro y las convertimos en un plan de dieta utilizable. Si bien este plan será básico para que se ajuste a las necesidades de un grupo grande de personas, se debe utilizar como una guía para basar tu plan de dieta. Deberás considerar las necesidades calóricas personales. Se debe incluir tu peso actual, composición corporal y nivel de actividad al decidir qué cantidad de calorías adecuada es para ti.

También se deben controlar las alergias y sensibilidades a los alimentos personales. Es muy sencillo. Si se recomienda un alimento específico en el siguiente plan al que seas alérgico o hayas tenido una reacción adversa en el pasado, no lo incluyas en tu plan personal. Si, después de leer el plan, no estás seguro de qué hacer, consulta a un dietista registrado u otro profesional de la salud calificado que pueda ayudarte a diseñar un plan específico para ti.

Hay varias dietas, que van desde las dietas de eliminación extrema hasta planes más manejables que cambian tus hábitos alimenticios a una versión más apropiada para el reflujo ácido. Depende de ti cuál plan probar primero. Si participas en una limpieza, asegúrate de no continuar más de lo recomendado, ya que podrían ocurrir efectos secundarios negativos.

Las básicas

Evita alimentos que puedan ser posibles detonantes, al igual que aquellos que ya sabes que detonan tu reflujo ácido específicamente. Esa lista de detonantes comunes es la siguiente:

- Alimentos condimentados fuertes o picantes como la cebolla y el ajo
- Chocolate
- café
- Alcohol
- Altos alimentos ácidos como cítricos o tomate
- Bebidas con cafeína como soda
- Alimentos ricos en carbohidratos

Dieta de desintoxicación para el reflujo ácido

Este plan pretende ser una forma rápida de aliviar los síntomas, limpiar tu sistema digestivo y prepararlo para un nuevo plan de alimentación. Hay varias variaciones, pero aquí hay algunos ejemplos.

Dieta de manzanas y jugo de manzana

Una limpieza de dos días, esta dieta consiste en manzanas y jugos de manzana frescos y orgánicos. Es fácil encontrar manzanas orgánicas, pero ten cuidado de elegir un jugo de manzana que no contenga azúcares añadidos, edulcorantes artificiales ni conservantes. Después de dos días, haz la transición a frutas y verduras orgánicas frescas y arroz integral. Después de 4 días, comienza la transición a una dieta normal, acorde con el reflujo.

Limpieza de jugo de vegetales

Este programa usa frutas y vegetales que son calmantes para el cuerpo como un tipo de medicina. Hacer batidos de vegetales alcalinos como la lechuga y la col pueden ayudar a balancear el ácido estomacal. Para decir verdad, cualquier vegetal servirá, aparte de la variedad altamente ácida como los tomates. Evita los pimientos también si son detonantes para ti. Mientras que no hay una recomendación de tiempo para esta limpieza, beber una variedad de jugos vegetales durante el día, y asegurarte de incluir más vegetales durante las comidas puede ayudar a reducir el ácido en el estómago. Esto puede ser usado en combinación con la siguiente opción de eliminación de carbohidratos.

Eliminación de Carbohidratos

Esta eliminación trata sobre descubrir el nivel apropiado de carbohidratos para tu cuerpo. Mientras que los carbohidratos son un componente necesario para una dieta saludable, la idea de eliminarlos para reducir los síntomas de reflujo ácido es atractiva. Si tu reflujo nace de problemas con acumulación de gas por comer en exceso, o una colonia de bacterias que producen gas, eliminar los carbohidratos podría ser una buena opción. Simplemente diseña tus comidas alrededor de carnes magras como carne de res, pollo y pescado. Añade una amplia porción de vegetales sin almidón, como verdes de ensaladas, brócoli, espinaca, casi cualquier cosa verde. Aléjate de granos como pasta o pan, azúcar refinada encontrada en galletas o helado, y vegetales con almidón como papas y maíz. Prueba esto por hasta dos semanas para controlar una colonia bacteriana, y minimizar la producción de gas. Comienza a añadir carbohidratos lentamente otra vez después de eso. Prueba con azúcares simples de frutas primero. Añade cosas hasta que comiences a sentir que los síntomas regresan. Elimina carbohidratos hasta que regreses a un nivel en el que tu cuerpo esté cómodo.

Esta dieta de limpieza debe ser completada por no más de dos días, y si decides participar, asegúrate de monitorear síntomas como mareos, debilidad o cualquier cosa fuera de lo común para ti. Si están presentes, detén la limpieza inmediatamente y consulta a tu doctor si los síntomas persisten después de volver a tu dieta normal.

Las personas con diabetes deben ser especialmente cuidadosas de las dietas de limpieza y ayuno porque puede causar que los niveles de azúcar en la sangre se disparen o caigan fuera de los rangos normales. La dieta de limpieza con manzana puede ser especialmente problemática porque estarás consumiendo una gran cantidad de carbohidratos de las manzanas y jugo de manzana, y ninguna proteína o grasa para balancearlos. Los niveles de azúcar en la sangre son muy propensos a subir, causando peligrosos efectos secundarios.

Capítulo 9: Plan de comida de 3 Días

Si las dietas de limpieza o ayunos no son para ti, crear un patrón de comida más balanceado y estándar puede servir también. El siguiente ejemplo de dieta también se puede utilizar como seguimiento de cualquiera de las limpiezas descritas anteriormente, o simplemente puede comenzar aquí. Este plan es simple de seguir y no incluye ingredientes difíciles de encontrar o recetas complicadas. El único requisito es que hagas tu mejor esfuerzo para cumplir con la dieta antes de emitir un juicio sobre si funciona o no

Esta dieta combina soluciones para todas las posibles causas de reflujo ácido, por lo tanto, debería ser beneficioso para usted sin importar la situación. La dieta también está aprobada para otras afecciones, como enfermedades cardíacas, diabetes, e incluso puede ayudarte a perder un poco de peso.

Aquí está tu plan de comidas de 3 días para comenzar. Ten en cuenta que este plan se basa en una dieta de aproximadamente 2000 calorías, por lo que los ajustes en los tamaños de las porciones son probablemente apropiados. También ten en cuenta que el momento de las comidas es importante. Cada comida y merienda no debe tener más de 4 horas de diferencia.

Día uno:

Desayuno: dos huevos, una rebanada de pan de trigo integral, 1 cucharadita de mantequilla, margarina o aceite de elección.

Merienda: manzana pequeña, 1 cucharada de mantequilla de maní.

Almuerzo: Ensalada grande que incluye verduras mixtas, pepinos, zanahorias (evita el tomate y la pimienta si los desencadena), un trozo de pollo a la parrilla del tamaño de una palma, y 1 cucharada de aderezo (mitad y mitad de aceite y vinagre de sidra de manzana).

Merienda: barra de frutas y nueces de tu elección, evitando cualquier desencadenante de frutas si existen

Cena: salmón a la plancha con espárragos salteados y no más de media taza de arroz integral.

Postre: media taza de puré de plátano más 1 cucharada de mantequilla de maní. Congela la banana y mezcla para obtener una consistencia de helado

.

Día dos:

Desayuno: Tortilla de dos o tres huevos hecha con brócoli al vapor y setas. Servir con no más de media taza de fruta mezclada .

Merienda: 3 tazas de palomitas de maíz sin mantequilla, sin sal y más 1 cucharada de almendras sin sal

Almuerzo: envoltura de lechuga rellena con su elección de pollo a la parrilla, pescado o filetes. Agregue otras verduras de elección. La mayonesa o el aceite y el vinagre de manzana son excelentes para los condimentos. Sirve con una pequeña porción de fruta.

Merienda: 2 cucharadas de pasas (o caja de tamaño para niños) más 1 cucharada de anacardos sin sal.

Cena: pastel de carne servido con fideos de calabacín cubierto con una capa ligera de aceite de oliva. Condimento al gusto, evitando los desencadenantes de reflujo.

Postre: rebanadas de manzana de una manzana pequeña más una cucharada de Nutella

Día tres:

Desayuno: No más de media taza de copos de avena cocida (un cuarto de taza en seco) más 2-3 cucharadas de mantequilla de maní u otra mantequilla de nueces para la proteína. Agrega vainilla y canela al gusto.

Merienda: No más de media taza de melón más 1 cucharada de maní sin sal.

Almuerzo: carne molida salteada con champiñones, servida con no más de media taza de arroz integral y ensalada.

Merienda: dos rebanadas de carne, más una media taza de fruta variada.

Cena: Pollo asado más una porción abundante de brócoli y no más de ½ taza de puré de papas.

Postre: media taza de bayas congeladas con 1 cucharada de Nutella

Este plan puede ser llevado fácilmente a largo plazo. Simplemente usa las siguientes directrices de porciones para planear tus comidas semanales. Usa estos lineamientos para diseña tu plato.

La mitad del plato debe ser vegetales, al menos para desayuno y cena (no es siempre posible acomodarlos en el desayuno). La mejor opción es comprar vegetales orgánicos, aquellos que han sido cultivados sin el uso de insecticidas artificiales y fertilizantes. Estos productos crean un albergue de otros problemas que tienen vínculos con cáncer y otras condiciones en el cuerpo. Los vegetales que provienen directamente.

Un cuarto del plato debe ser proteína magra de pollo, huevos, pescado, cerdo o res. Las mejores fuentes de carne son de pollos criados, pescado de mar, y carne de vacas o cerdos alimentadas con pasto. La calidad de la carne depende altamente de lo que comen los animales y cómo fueron tratados. Una dieta alta en granos dará una carne alta en ácidos grasos omega 6 que son inflamatorios y baja en ácidos grasos omega 3 que son antiinflamatorios. Los animales que consumen su alimento natural, como pasto para vacas, tendrán un mayor contenido de Omega 3, lo cual es mejor para el animal y para ti.

Un cuarto (máximo) del plato debe ser carbohidratos. Evita granos procesados y refinados como pan, pasta y cereales. Si comes alguna de estas variedad de granos enteros, ella proveerán más fibra y tendrán menor índice glicémico, lo que significa que no tendrán mucho efecto en los niveles de azúcar en tu sangre. La mayoría de los carbohidratos deben provenir de fuentes de plantas complejas como vegetales con almidón y frutas. Y sin embargo, evita papas y maíz, ya que estas tienen mayor concentración de carbohidratos.

Conclusión

Gracias por llegar al final de este libro, espero que haya sido informativa y que te haya proporcionado todas las herramientas que necesitas para alcanzar tus metas sin importante cuales sean.

El siguiente paso es tomar decisiones informadas sobre tu tratamiento de reflujo ácido. Bien sea que tus síntomas sean nuevos, ocasionales, consistentes o duraderos, existen opciones de tratamientos. Mientras que los medicamentos y los procedimientos médicos son una opción, comienza probando remedios simples y económicos en casa.

Crear cambios en la dieta y en el estilo de vida que sean duraderos puede ser todo lo que necesites para llevar una vida feliz y saludable sin la carga de tomar medicamentos diariamente y lidiar con un número de efectos secundarios adversos. Recuerda consultar con tu doctor sobre tus dudas acerca del reflujo ácido. Prepárate para hablar sobre todas las opciones descritas aquí, para que tú y tu doctor puedan tomar una decisión informada.

www.ingramcontent.com/pod-product-compliance
Lightning Source LLC
Chambersburg PA
CBHW070030260726
48658CB00002B/564